BEI GRIN MACHT SICH IHR WISSEN BEZAHLT

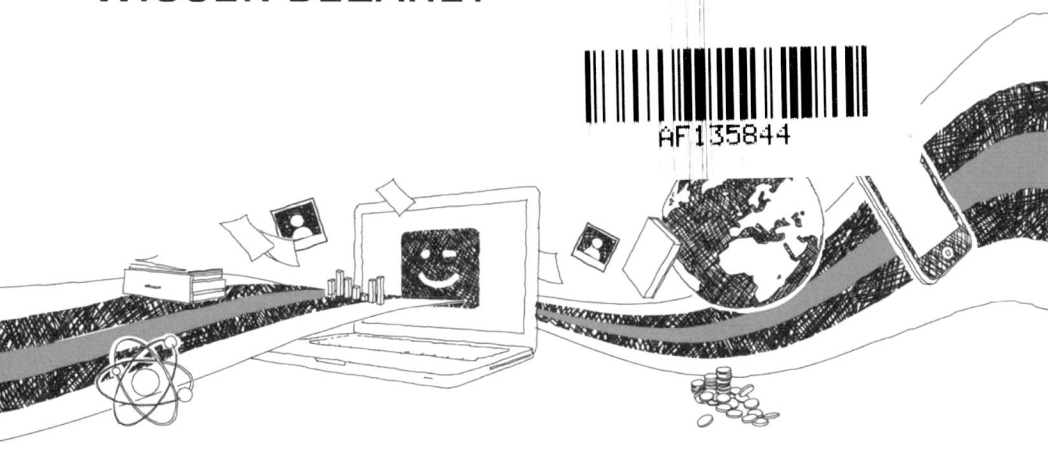

AF135844

- Wir veröffentlichen Ihre Hausarbeit,
  Bachelor- und Masterarbeit

- Ihr eigenes eBook und Buch -
  weltweit in allen wichtigen Shops

- Verdienen Sie an jedem Verkauf

Jetzt bei www.GRIN.com hochladen und kostenlos publizieren

Psychologie des Gesundheitsverhaltens. Selbstwirksamkeitserwartung und Stress

GRIN

Bibliografische Information der Deutschen Nationalbibliothek:

Die Deutsche Nationalbibliothek verzeichnet diese Publikation in der Deutschen Nationalbibliografie; detaillierte bibliografische Daten sind im Internet über http://dnb.d-nb.de abrufbar.

ISBN: 9783346690623
Dieses Buch ist auch als E-Book erhältlich.

© GRIN Publishing GmbH
Nymphenburger Straße 86
80636 München

Druck und Bindung: Books on Demand GmbH, Norderstedt Germany
Gedruckt auf säurefreiem Papier aus verantwortungsvollen Quellen

Das Buch bei GRIN: https://www.grin.com/document/1254042

Deutsche Hochschule für

Prävention und Gesundheitsmanagement

Hermann Neuberger Sportschule 3

66123 Saarbrücken

Einsendeaufgabe

Fachmodul:	Psychologie des Gesundheitsverhalten
Studiengang:	Gesundheitsmanagement – WS2019
Datum **Präsenzphase:**	20.04.2020 -22.04.2020
Studienort:	**Hamburg**
Semester:	**2**

Inhaltsverzeichnis

1 Selbstwirksamkeitserwartung

1.1 Definition Begriff „Selbstwirksamkeitserwartung"

Selbstwirksamkeitserwartung beschreibt die Fähigkeit ein bestimmtes Verhalten auf Grund von erlernten Handlungsstrategien auszuführen. (Pieter, 2019) Zusätzlich beschreibt es die Fähigkeit auch unter erschwerten Bedingungen dieses erlernte Verhalten anzuwenden. Selbstwirksamkeitserwartungen unterscheiden sich in ihrem Schwierigkeitsgrad. Besonders ausgeprägt ist diese Fähigkeit, wenn sich diese durch Misserfolge nicht verschlechtert. (Bandura, 1997)

1.2 Auswertung spezifische Selbstwirksamkeit

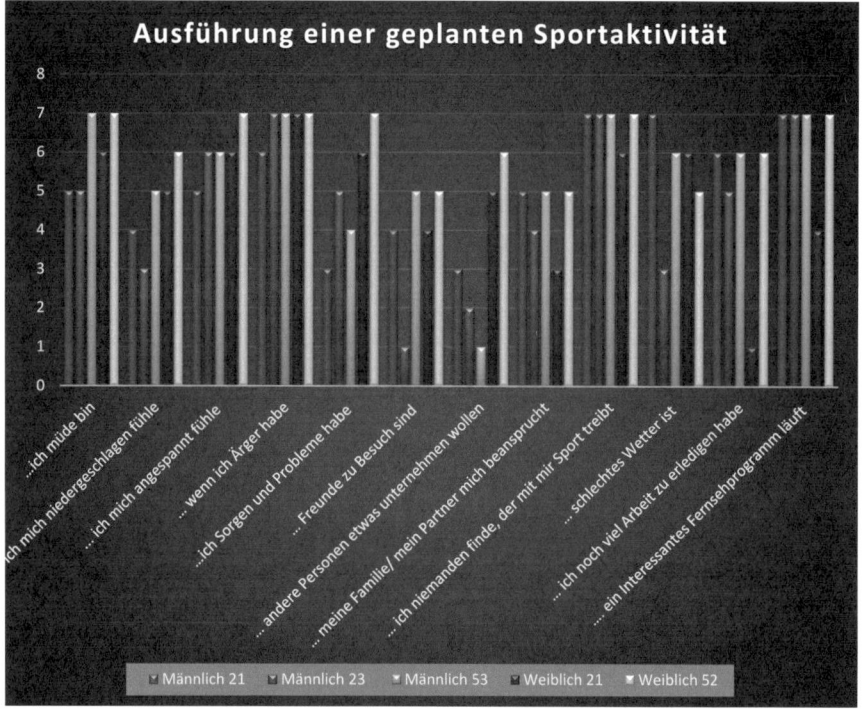

(von links nach rechts)

Abbildung 1 – Eigene Darstellung

Meine Befragung hat zu Zeiten von Covid- 19 stattgefunden (Ende April 2020), in dieser Phase haben Fitnessstudios oder andere Sporteinrichtungen noch nicht wieder geöffnet gehabt, es wäre bestimmt interessant zu sehen, ob die Umfrage anders ausgefallen wäre in einer Zeit ohne behördlichen Schließungen, Selbst- Isolation und in einem ganz normalen Alltag. An der Auswertung haben 5 Personen teilgenommen. Zwei weibliche Personen im Alter von 21 und 52 und drei männliche Personen im Alter von 21, 23 und 53 Jahren.

Bei Frage nur 1 sieht man deutlich, dass Frauen prozentual eher als Männer Sport machen würden, wenn sie müde sind, aber auch das die Personen über 50 Jahre eher Sport machen würde, wenn sie müde ist. Des Weiteren würden eher Frauen als Männer Sport machen, wenn sie sich angeschlagen fühlen. Jedoch wenn Familie oder Freunde zu Besuch sind bzw. diese einen beanspruchen würden die meisten eher weniger Sport machen. Alle würden allein Sport machen und auch wenn schlechtes Wetter ist oder wenn ein gutes Programm im Fernsehen läuft. Ich bin der Meinung, dass es darauf ankommt ob man einen Sport gefunden hat, der einem Spaß macht, weil dann findet man eher die Motivation diesen Sport egal unter welchen Umständen auch auszuführen. Bei der Befragung war ein Rennradfahrer, ein Tänzer, ein Fußballspieler/Fitnessstudionutzer, eine Fußballspielerin/ Joggerin und eine Nordic Walkerin /Fitnessstudionutzerin dabei und alle haben einen Weg gefunden auch in dieser besonderen Lage irgendwie Sport zu machen, um nochmal auf Covid-19 und dessen Einschränkungen einzugehen.

1.3 Recherche der Wissenschaftlichen Studien

	Dohnke et al. (2006)	Schneider & Rief (2007)
Fragestellung	Inwiefern beeinflusst die Selbstwirksamkeitserwartung die Ergebnisse einer Rehabilitation nach Hüftgelenkersatz	Inwiefern stehen Selbstwirksamkeitserwartungen und Therapieerfolge bei Patienten mit anhaltender somatoformer Schmerzstörung (ICD-10: F45.4) im Zusammenhang?
Stichprobe	Eine prospektive Beobachtungsstudie mit 1065 Teilnehmern	Es war eine Feldstudie mit 316 Teilnehmer
Materialien / Test	Befragung durch Fragebogen	Fragebogen und Feststellung anhand von Therapieerfolg

Untersuchungsdesign	Es gab Langschnitt- und Querschnittanalysen	Durch Strukturgleichungs-modelle bei Pfadanalysen
Hauptergebnisse	Die Reha Ergebnisse waren besser, je besser die Selbst-wirksamkeitserwartung war. Dies war auch durch gute Aufklärung vorher er-reicht worden.	Eine erfolgreiche Reduk-tion der schmerzbedingten und allgemeinpsychischen Beeinträchtigung durch Selbstwirksamkeitserwar-tung. Eine Verbesserung des Wohlbefindens und des Schmerzempfindens hat den besten Gesamterfolg

Tabelle 1 – Vergleich von 2 Studien

Zusammenfassend kann man sagen, dass zwar beide Studien unterschiedliche Ausgangs-situationen hatten, und eine andere Art des Untersuchungsdesigns, jedoch beide eine po-sitive Verbesserung der Ergebnisse bei Selbstwirksamkeitserwartung hatten.

Beide Studien wurden mit unterschiedlich vielen Menschen durchgeführt Bei beiden Stu-dien waren die Ergebnisse und das Wohlbefinden besser.

Schmerz spielt hierbei eine bedeutende Rolle, denn je weniger Schmerzen die Patienten hatten, desto höher war ihre Selbstwirksamkeitserwartung. Den entsprechend spielt die Psyche bei der Heilung und Genesung eine sehr große Rolle

2 Literaturrecherche zum Thema Stress

2.1 Definition des Begriffs Stress

Stress beschreibt ein Ungleichgewicht zwischen bestimmten Aufgaben oder Anforderun-gen eines Menschen und Fähigkeiten bzw. Wohlbefinden. (Leka, Griffith, Cox, T. , & Pieter, Prof. Dr. Andrea , 2004) Dieser wird von jedem Menschen anders definiert, be-kommt also bei jeder Person abhängig vom Kontext eine andere Bedeutung. (Beehr, 1995) Im alltäglichen Sprachgebrauch wird Stress auch für Ausdrucke, wie z.B. Belas-tung oder Beanspruchung genutzt. (Joiko, Schmauder, & Wolff, 2010). Meine persönli-che Empfindung bei Stress ist entweder komplette Überforderung oder dass Gefühl zu haben, dass man nicht Weiß wo man anfangen soll, weil zu viele Dinge auf einmal geplant sind oder passieren. Stress wird durch alle äußeren Reize verursacht, die sowohl physisch als auch psychisch auf einen Menschen einwirken können. (Joiko, Schmauder, & Wolff, 2010) Es gibt positiven Stress, der sogenannte Eu -Stress und den negativen Stress den sogenannten Dis- Stress. Ob ein Mensch Stress positiv oder negativ wahrnimmt hängt davon ab wie er ihn bewertet. Eu -Stress hinterlässt ein Gefühl von Befriedigung, wo hingegen Dis-Stress ein Gefühl von Überforderung hinterlässt. (Harting, 2015)

2.2 Wissenschaftliche, gesundheitspsychologische Theorie mit Bezug zum Thema Stress

Das transtheoretische Stressmodell nach Lazarus beschreibt, dass eine Stressreaktion immer eine Interaktion von Umwelt (Stressor) und dem Menschen (Organismus) ist. Es tritt kein einfaches Reiz-Reaktions-Schema auf. Die Bewertung der Stresssituation durch die Person, entscheidet ob und in welchem Ausmaß eine Reaktion stattfindet. Lazarus unterscheidet in Primärbewertung dazu gehören zum Beispiel negativ, bedrohlich, angespannt, vertraut, also wie wirkt die Situation auf den Menschen und in die Sekundärbewertung also wie man sich einschätzt mit der Situation umgehen zu können. Daraus folgernd ist zu sagen, dass wenn jemand die Situation als nicht bedrohlich einschätzt, weil er auf Grund erlebter Ereignisse oder erlernter Fähigkeiten eine Sicherheit hat, diese Situation als weniger oder gar nicht gefährlich einschätzen wird. Demnach würden die persönlichen Ressourcen dabei helfen, die Stressreaktion zu mindern. Je nach wahrgenommen Stressepisode (Verlust/Angst/Bedrohung) reagiert der Organismus unterschiedlich im Bezug auf Bewältigungsstrategien und Gefühlen beziehungsweise Emotionen. (Knoll, Scholz, & Rieckmann, 2017)

2.3 Entstehung

Stress entsteht durch Reizen aus der Umwelt und der dazugehörigen kognitiven Bewertung. Wird ein Reiz als belastend empfunden so bezeichnet man diese als Stressoren. Stressoren können physikalisch (Lärm, Hitze, Schmerzen), psychisch (Leistungsdruck, Ängste durch Partnerverlust oder Bedrohung) oder sozial (Ablehnung durch Freunde, Streit, Mobbing) sein. Alle Stressoren lösen Reaktionen im Körper aus. Dazu gehört Adrenalinausschüttung, Steigerung des Blutdrucks, Steigerung der Muskelanspannung, erhöhter Hautwiederstand, erhöhter Herzschlag, Erregung des vegetativen Nervensystems, Herzrhythmusstörungen und eine Erhöhung von Fett- und Zuckergehalt im Blut damit eine höhere Energiebereitstellung erfolgen kann. (Hobmair, et al., 2013) Im Gegenzug werden die Verdauung und Energiespeicherung gehemmt damit mehr Energie für eine Reaktion auf den Stressoren bereitgestellt werden kann. Das Gehirn wird besser durchblutet, jedoch Hände und Füße weniger wodurch diese kalt werden.

Außerdem merkliche Reaktionen im Körper wie ein reduzierter Speichelfluss und ein daraus resultierender trockner Mund, Atembeschleunigung durch erweiterte Bronchien, verbesserte Reflexe und schwitzen. Zu guter Letzt ist die Gerinnungsfähigkeit des Blutes erhöht und dadurch entsteht eine Lipödem Hemmung. Kurzfristig erhöht und langfristig vermindert sind Schmerztoleranz und Immunkompetenz. (Kaluza, 2010)

2.4 Überblick über aktuelle Daten und Zahlen mit grafischer Darstellung

https://de.statista.com/statistik/daten/studie/282578/umfrage/umfrage-zu-den-groessten-stressfaktoren-im-alltag-nach-geschlecht/

Diese Abbildung wurde aus urheberrechtlichen Gründen von der Redaktion entfernt.

Abbildung 2 - Größte Stressfaktoren nach Geschlecht im Jahr 2016

Die Abbildung zeigt eine Studie im Jahr 2016 mit insgesamt 1020 Teilnehmern aus Deutschland. Es sind Ergebnisse einer Forsa-Umfrage, die im Auftrag der Techniker Krankenkasse erstellt wurde. Das Thema der Studie waren die Stressfaktoren von Männern und Frauen ab einem Alter von 18 Jahren. Mehrfachnennungen waren möglich. (Statista, 2020)

Abgefragt wurde zu folgenden Themen: Arbeit, Familie, Verkehr, Finanzen, Konflikte, Erwartungen an sich selbst, Haushalt.

Es wird einzeln für Männer und Frauen dargestellt und der insgesamte Anteil.

Laut der Studie sehen insgesamt 46% der Befragten die Arbeit als größten Stressoren an, davon 54% der Männer und 39% der Frauen. Bei den Männern ist dies generell der größte Stressor. Interessant zu sehen ist, dass Frauen als größten Stressoren angeben, dass sie Hohe Ansprüche an sich selbst haben mit 9% Unterschied zum Stressor Arbeit.

Der geringste Stressor Insgesamt ist der Arbeitsweg mit 12%. Erstaunlich zu sehen ist, dass die Frauen eher sozialen Stress haben zum Beispiel wie Erziehung von Kindern und Männer eher beruflichen beziehungsweise Technischen Stress haben zum Beispiel die ständige Erreichbarkeit oder die Arbeit.

2.5 Präventionsprogramm zur Reduktion von Gesundheitsrisiken

Diese Abbildung wurde aus urheberrechtlichen Gründen von der Redaktion entfernt.

Abbildung 3 - Burn Out Vorbeugen

Befragt wurden, in der Region Österreich, im Erhebungszeitraum 14. September bis 4. Oktober 2017, 1.078 Personen ab 16 Jahren. Art der Befragung waren Face-to-Face-Interviews. Thema ist die Prävention von Burn Out einer Krankheit, die durch zu großen Stress ausgelöst wird.

64% der Befragten gaben an, dass ausreichend Schlaf wichtig ist und 50 % waren der Meinung, dass Entspannungstechniken, richtige Zeiteinteilung und wenig Termindruck ebenfalls von großer Bedeutung sind. Weniger relevant ist ein guter Freundeskreis. Zusammengefasst kann man sagen, dass wenn man seinen Alltag plant es zu weniger Stress verhelfen kann.

2.6 Konsequenzen für eine gesundheitsorientierte Beratung

Die Bundeszentrale für gesundheitliche Aufklärung (BZgA) empfiehlt ein ausgewogenes Maß an Anspannung und Entspannung. Als erstes gibt sie den Tipp nach 60 bis 90 Minuten Arbeit eine Pause von fünf Minuten einzulegen. Des Weiteren soll man eigene Fehler zu lassen und sich manchmal auch mit provisorischen Lösungen zufrieden zu geben. Die BZgA spricht weiterhin davon sich Prioritäten zu setzen. Des Weiteren soll man seine persönliche Erreichbarkeit einschränken. Nach der Arbeit soll man Sport treiben und Entspannungstechniken nutzen, um einen Ausgleich zu schaffen. Soziale Kontakte sind wichtig, um zum Beispiel über persönliche Belastungen zu reden sollte man eine dauerhafte Belastung spüren, dann sollte man in Erwägung ziehen professionelle Hilfe in Anspruch zu nehmen. (BZgA, 2020) Um einen guten Ausgleich zu schaffen sollte man einen Ausgleich finden, der einem Spaß macht. Die BZgA schlägt zum Beispiel Garten Arbeit, Spaziergänge, Sprachkurse oder Museumsbesuche vor. (Frauengesundheitsportal B. ,

2020) Außerdem ist genügend guter und Erholsamer Schlaf wichtig, damit der Organismus regenerieren kann. Nicht unbedingt empfehlenswert sind Alkohol und Rauchen als Stressabbau, denn diese belasten den Organismus sehr. (Frauengesundheitsportal B. , 2020) Das Männergesundheitsportal rät Entspannungsübungen wie autogenes Training, progressive Muskelentspannung oder Tai-Chi zu nutzen. (Maennergesundheitsportal, 2020)

Abschließend kann man sagen, dass man seine Gedanken sortieren und aufschreiben soll dazu eignet sich zum Beispiel ein Kalender oder die Eisenhower- Methode. (Maennergesundheit, 2020)

3 Beratungsgespräch

3.1 Einordnung mit Hilfe eines Modells des Gesundheitsverhaltens

Das Transtheoretische Modell hat fünf Phasen. Frau Müller befindet sich in der 2. Stufe, in der Stufe passiert die Absichtsbildung also, dass man das Verhalten innerhalb der nächsten 6 Monate ändern möchte. Sie geht mit dem Gedanken zum Beratungsgespräch, dass sie ein bestimmtes Ziel erreichen möchte. Da sie bereits vor Ort ist erwägt sie ihr Ziel umzusetzen. Eine gute Beratung ist nun sehr wichtig damit man ihre individuellen Ziele herausfindet. Nach der Beratung ist ein Grundstein gesetzt für die folgenden Stufen. Zunächst sollte eingeleitet werden, dass Frau Müller ein Probetraining ggf. direkt mit ihrem persönlichen Trainingsplan für die nächsten Wochen absolviert, damit sie merkt das Bewegung Spaß macht. Im weiteren Verlauf sollte sie eine Mitgliedschaft abschließen und anfangen regelmäßig zu trainieren. Neben dem Training sollte außerdem ein Ernährungsberatung durchgeführt werden. Da Frau Müller lediglich wieder in ihre Hose reinpassen möchte. Ist das Ziel nicht durch Zahlen bestimmt. Zusammenfassend sollte das Gespräch für ein regelmäßiges Training motivieren, damit sie ihr Ziel erreicht.

3.2 Zu beachtende Aspekte bezüglich der Rolle des Beraters

Der Berater muss zuerst das Ziel herausfinden und eine persönliche Bindung zum Kunden aufbauen. Das kann durch offene Fragen passieren und durch ein wirkliches Interesse. Außerdem kann der Berater die SMART Formel anwenden, um Teilziele festzulegen und um herauszufinden was sich verändert hat. Die Kommunikation sollte zielgerichtet, aber freundlich sein und es sollte eine angenehme Atmosphäre herrschen.

3.3 Gesprächsverlauf

Berater: Hallo Frau Müller, ich bin C. Schön, dass du hier bist. Hast du gut hergefunden?

Frau Müller: Hallo C., ich habe euer Studio gut gefunden. Nenn mich doch J.

Berater: Schön, geht es dir gut?

Frau Müller: Ja mir geht es gut. Vielen Dank.

Berater: Ich schlage vor, dass wir uns an einen etwas ruhigeren Ort zurückziehen. Möchtest du etwas trinken?

Frau Müller: Okay gerne, ich würde gerne ein stilles Wasser trinken.

Berater: Hier für dich, du darfst dich gerne setzen. Als wir den Termin vereinbart haben, hast du bereits gesagt, dass du nicht zufrieden bist im Moment. Was stört dich genau?

Frau Müller: Genau, ich fühle mich seit einiger Zeit nicht mehr wohl in meinem Körper, weil ich mir nach der letzten Schwangerschaft neue Kleidung kaufen musste. In die Hosen von vor der 2. Schwangerschaft passe ich nicht mehr hinein. Das ist kein schönes Gefühl, weil ich mich unwohl fühle mit dem Gewicht.

Berater: Das bekommen wir zusammen hin. Weißt du in etwa wie viel Gewicht du zugenommen hast?

Frau Müller: Ganz genau weiß ich es nicht, ich wiege jetzt 88 Kilo und trage Größe 44. Ich würde gerne wieder in die Hosen von vor der Schwangerschaft passen und mich wohlfühlen.

Berater: Habe ich das richtig verstanden, dass du wieder in die Hosen passen möchtest, die dir vor der Schwangerschaft gepasst haben? Wenn ja, welche Größe hast du getragen?

Frau Müller: Ja genau das ist richtig. Ich habe Größe 38 getragen also ca. 15 Kg zugenommen denke ich mal.

Berater: Dann haben wir doch ein greifbares Ziel auf die Kleidergröße 38 zu kommen. Das sind 3 Größen. In welchem Zeitraum möchtest du das schaffen?

Frau Müller: Innerhalb von einem Jahr wäre schön.

Berater: Super, das ist eine gute Zeiteinschätzung Was denkst du wie oft in der Woche hast du Zeit zu uns ins Studio zu kommen.

Frau Müller: Ich denke 3 Mal die Woche die Kinder kann ich in der Zeit zu Freunden oder zu meinen Eltern bringen.

Berater: Super J., 2-3 Mal die Woche ist sehr gut. Hast du noch andere Ziele?

Frau Müller: Ja würde gerne gesünder Essen.

Berater: Das ist kein Problem wir vereinbaren hier nach einfach einen Termin für eine Ernährungsberatung. Wie sieht deine Ernährung bisher aus?

Frau Müller: Ich esse leider sehr unausgewogen und unregelmäßig. Ab und zu gibt es auch Fastfood und ich nasche auch sehr oft. Da ich nicht richtig kochen kann gibt es oft Fertigessen.

Berater: Okay daran können wir zusammenarbeiten. Bis zu deiner Ernährungsberatung führst du bitte ein Ernährungstagebuch, da schreibt du einfach alles rein was du gegessen hast und in welcher Menge. Genauso mit Getränken wie viel du getrunken hast und was genau du getrunken hast.

Frau Müller: Das sollte ich hinbekommen.

Berater: Wir haben bei uns im Studio eine Körperanalysewaage. Wärst du damit einverstanden in regelmäßigen Abständen zu gucken ob sich etwas an deiner Körperzusammensetzung verändert?

Frau Müller: Ja gerne dann kann man ein bisschen sehen, dass sich etwas ändert und man kann neue Motivation schöpfen.

Berater: Zum Thema Motivation fällt es dir schwer am Ball zu bleiben?

Frau Müller: Naja ich war früher immer drei bis viermal in der Woche im Studio und habe auch regelmäßig Zumba mitgemacht. Das hat mir sehr viel Spaß gemacht. Deshalb denke ich, dass ich keine Probleme haben werde. Ich habe nur aufgehört, wegen der Schwangerschaft und dann wiederanzufangen fiel mir sehr schwer.

Berater: Der erste Schritt ist gemacht du bist hier, darauf kannst du sehr stolz sein.

Frau Müller: Ja das bin ich auch.

Berater: Hast du Vorerkrankungen, auf die wir bei deinem Trainingsplan achten müssen?

Frau Müller: Nein zum Glück noch nicht.

Berater: Super, dann können wir ja einen sehr schönen Plan für dich erstellen. Hast du bestimmte Vorstellungen an dein Training und wenn ja welche genau?

Frau Müller: Ja ich würde gerne eine Mischung aus Geräten und Kursen haben. Habt ihr Zumba oder etwas was in diese Richtung geht?

Berater: Haben wir dann nehmen wir die Geräte für die Bildung der Muskulatur und die Kurse, um deine Ausdauer etwas zu verbessern und dein Herz- Kreislauf- System in Schwung zu bringen.

Frau Müller: Oh ja das Klingt sehr gut.

Berater: Ja dann erstellen wir nun zusammen deinen Plan.

(Erstellt Plan mit Übungen)

Berater: Also das sind deine Übungen. Falls dir etwas nicht gefällt finden wir mit Sicherheit eine gute Alternative. Jede Übung machst du 3 Sätze mit 15 bis 20 Wiederholungen.

Damit sind wir im Bereich der Kraftausdauer und das ist gut, um ein bisschen Gewicht zu verlieren.

Frau Müller: Okay gut. Das habe ich verstanden.

Berater: Wir machen einen Termin nochmal zusammen aus an dem du eine Einweisung für die Geräte bekommst. Wie passt es bei dir gleich morgen früh?

Frau Müller: Um wie viel Uhr denn? Ab 8 sind die Kinder in Kindergarten und Schule.

Berater: Dann machen wir doch direkt einen Termin um 8.30 Uhr aus. Dann kannst du morgen direkt starten.

Frau Müller: Ja super. Wie sieht es denn mit einer Mitgliedschaft aus. Ich würde gerne unterschreiben.

Berater: Gerne. Wir gehen einmal zusammen den Vertrag durch. Was möchtest du in deinem Vertrag inklusive haben?

Frau Müller: Alles, damit ich keine Ausreden habe herzukommen.

Berater: Okay dann einen All- Inklusive Vertrag für dich.

Frau Müller: Sobald ich unterschrieben hab ist ein weiterer Schritt getan.

Berater: Genau, dann bekomme ich hier einmal ein Autogramm von dir. Jetzt habe ich noch eine Trinkflasche und ein Handtuch nur für dich.

Frau Müller: Oh vielen Dank. Müssen wir noch etwas klären?

Berater: Nein tatsächlich nicht. Wir haben es geschafft.

Frau Müller: Okay dann sehen wir uns morgen früh.

Berater: Genau bis morgen früh, J..

4   Literaturverzeichnis

Bandura, A. (1997). *Self-efficacy: The exercise of control.* New York : W.H.Freeman & Co Ltd .

Beehr, T. A. (1995). *Psychological stress in the workplace.* London: Routledge.

BZgA, B. f. (21. 06 2020). *BZgA Tag der Seelischen Gesundheit* . Von https://www.bzga.de/aktuelles/2018-10-08-tag-der-seelischen-gesundheitbzga-gibt-tipps-zur-stressbewaeltigung/ abgerufen

Frauengesundheitsportal, B. (21. 06 2020). *Frauengesundheitsportal.* Von https://www.frauengesundheitsportal.de/themen/psychische-gesundheit/psychisch-gesund-bleiben/gesunde-lebensweise/ abgerufen

Frauengesundheitsportal, B. (21. 06 2020). *Frauengesundheitsportal* . Von https://www.frauengesundheitsportal.de/themen/psychische-gesundheit/psychisch-gesund-bleiben/work-life-balance/ abgerufen

Harting, J. (2015). *Alle wichtigen Definitionen, Fakten und Testmöglichkeiten zum Begriff Stress* . Norderstedt: BoD - Books on Demand .

Hobmair, H., Altenthan, S., Betscher-Ott, S., Gotthardt, W., Höhlein, R., Ott, W., & Pöll, R. (2013). *Psychologie, (5. Auflage)* . (H. Hobmair, Hrsg.) Köln: Bildungsverlag EINS.

Joiko, K., Schmauder, M., & Wolff, G. (2010). *Psychische Belastung und Beanspruchung im Berufsleben: Erkennen –gestalten(5. Aufl.).* Dortmund: Bundesanstalt für Arbeitsschutz und Arbeitsmedizin.

Kaluza, G. (2010). *Stressbewältigung: Trainingsmanual zur psychologischen Gesundheitsförderung, 3. Auflage* . Heidelberg: Springer Medizin Verlag .

Knoll, N., Scholz, U., & Rieckmann, N. (2017). *Einführung Gesundheitspsychologie (4. Auflage).* München: Ernst Reinhardt.

Leka, S., Griffith, A., Cox, T. , & Pieter, Prof. Dr. Andrea . (2004). Work Organization & Stress Systematic Problem Approaches for Employers, Managers and Trade Union Rep-resentatives. Von http://www.who.int/occupa-tional_health/publications/pwh3rev.pdf (Quelle nicht mehr Verfügbar) deshalb aus Studienbrief der Deutschen Hochschule für Prävention und Gesundheitsmanagament. Psychologie des Gesundheitsverhaltens (rev.22.037.000) S. 102 abgerufen

Maennergesundheit, B. . (21. 06 2020). *Maennergesundheit* . Von
https://www.maennergesundheitsportal.de/themen/psychische-
gesundheit/stressbewaeltigung/ abgerufen

Maennergesundheitsportal, B. (21. 06 2020). *Maennergesundheitsportal* . Von
https://www.maennergesundheitsportal.de/themen/psychische-
gesundheit/effektiv-entspannen/ abgerufen

Pieter, P. D. (2019). *Studienbrief Psychologie des Gesundheitsverhalten
(rev.22.037.000).* Saarbrücken: Deutsche Hochschule für Prävention und
Gesundheit.

Statista. (20. 06 2020). *Statista Umfrage zu den größten Stressfaktoren* . Von
https://de.statista.com/statistik/daten/studie/282578/umfrage/umfrage-zu-den-
groessten-stressfaktoren-im-alltag-nach-geschlecht/ abgerufen

5 Abbildungs- und Tabellenverzeichnis

5.1 Abbildungsverzeichnis

5.2 Tabellenverzeichnis

BEI GRIN MACHT SICH IHR WISSEN BEZAHLT

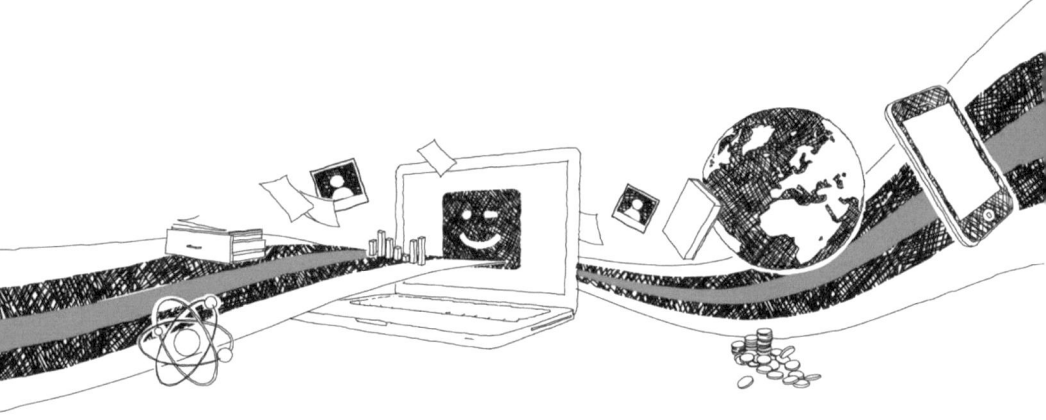

- Wir veröffentlichen Ihre Hausarbeit, Bachelor- und Masterarbeit

- Ihr eigenes eBook und Buch - weltweit in allen wichtigen Shops

- Verdienen Sie an jedem Verkauf

Jetzt bei www.GRIN.com hochladen und kostenlos publizieren

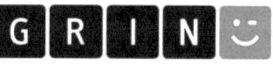